D1725053

RESILIENZA

*Una guida per rialzarsi, ritrovare
l'autostima, combattere i pensieri
negativi e trasformare la sofferenza in
opportunità*

CHIARA MARCHITELLI

© Copyright 2021 - Chiara Marchitelli
ISBN-13: 9798707179150
Tutti i diritti riservati.

Questo documento è orientato a fornire informazioni esatte e affidabili in merito all'argomento e alla questione trattati. La pubblicazione viene venduta con l'idea che l'editore non è tenuto a fornire servizi di contabilità, ufficialmente autorizzati o altrimenti qualificati. Se è necessaria una consulenza, legale o professionale, dovrebbe essere ordinato un individuo praticato nella professione.

Non è in alcun modo legale riprodurre, duplicare o trasmettere qualsiasi parte di questo documento in formato elettronico o cartaceo. La registrazione di questa pubblicazione è severamente vietata e non è consentita la memorizzazione di questo documento se non con l'autorizzazione scritta dell'editore. Tutti i diritti riservati.

Le informazioni fornite nel presente documento sono dichiarate veritiere e coerenti, in quanto qualsiasi responsabilità, in termini di disattenzione o altro, da qualsiasi uso o abuso di qualsiasi politica, processo o direzione contenuta all'interno è responsabilità solitaria e assoluta del lettore destinatario. In nessun caso qualsiasi responsabilità legale o colpa verrà presa nei confronti dell'editore per qualsiasi riparazione, danno o perdita monetaria dovuta alle informazioni qui contenute, direttamente o indirettamente.

Le informazioni qui contenute sono fornite esclusivamente a scopo informativo e sono universali. La presentazione delle informazioni è senza contratto né alcun tipo di garanzia. I marchi utilizzati all'interno di questo libro sono meramente a scopo di chiarimento e sono di proprietà dei proprietari stessi, non affiliati al presente documento.

LIBRI DELLA STESSA AUTRICE

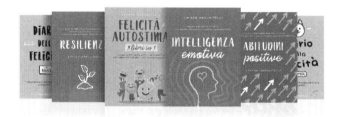

- Intelligenza Emotiva
- Resilienza
- Abitudini Positive
- Felicità e Autostima
- Diario della Felicità per bambini
- Diario della Felicità per ragazzi

Ritrova tutti i libri di Chiara Marchitelli su Amazon scannerizzando il QR code

LIBRI DI
CHIARA MARCHITELLI

SOMMARIO

"

Impara a scrivere le ferite nella sabbia e a incidere le tue gioie sulla pietra.

"

- LAO TZU

INTRODUZIONE

La resilienza è un'abilità innata di ogni essere vivente, correlata con la psicologia e la capacità di riprendersi e ricominciare a vivere dopo un trauma. Il problema è che molti di noi non sono consapevoli di possedere questa abilità e non riescono a metterla in pratica.

I motivi possono essere molti, dall'ambiente ostile in cui viviamo alle peculiari caratteristiche della nostra personalità, dal nostro vissuto alle relazioni che compongono la nostra vita. Tutti questi fattori possono contribuire a rendere una persona meno resiliente che, di conseguenza, si troverà sopraffatta dalle situazioni negative davanti a cui la vita la porrà.

La resilienza, quindi, è quella facoltà che ci rende possibile superare gli ostacoli che inevitabilmente incontriamo sul nostro cammino (malattie, lutti, divorzio, fine di una relazione, perdita del lavoro...) in modo positivo e diventando più forti di prima.

Attenzione, quando dico "in modo positivo" non mi riferisco alla pratica dell'autoconvincimento, che prevede di fingere che vada tutto bene finché il cervello non se ne convince, il cosiddetto *fake it till you become* it. Dopo un trauma sforzarsi di vedere tutto con lenti rosa, non aiuta, anzi.

Piuttosto, sviluppare la propria resilienza significa saper reagire all'evento che ci ha destabilizzati e saper fare tesoro dei sentimenti negativi che proviamo, quali la rabbia, l'ansia e la tristezza, usandoli a nostro vantaggio per crescere e tornare alla vita.

Questo libro ti guiderà, quindi, alla scoperta della resilienza, alle varie fasi del dolore, alle modalità migliori per riuscire ad affrontarlo, anche con l'aiuto di amici, familiari, e persone care, riscoprendosi, reinventandosi e trovando in noi una forza nascosta, che è sempre stata lì, solo non sapevamo esattamente dove.

COS'È LA RESILIENZA

Partiamo dalla definizione che il vocabolario Treccani dà della resilienza.

Resiliènza s. f. [der. di *resiliente*] **1.** Nella tecnologia dei materiali, la resistenza a rottura per sollecitazione dinamica, determinata con apposita prova d'urto: prova di r.; valore di r., il cui inverso è l'indice di fragilità. **2.** Nella tecnologia dei filati e dei tessuti, l'attitudine di questi a riprendere, dopo una deformazione, l'aspetto originale. **3.** In psicologia, la capacità di reagire di fronte a traumi, difficoltà ecc.

Possiamo parlare di resilienza, quindi, per una grande varietà di ambiti anche molto diversi tra loro.

In biologia, per indicare la capacità di alcuni organismi viventi di auto-ripararsi dopo aver subito un danno (ad esempio la lucertola quando perde la coda riesce a farsela ricrescere, il ragno che perde una zampa non si fa problemi a ricrearla...).

In ecologia, per indicare la capacità di un ecosistema di tornare allo stato iniziale dopo aver subito delle modifiche (proviamo a pensare, ad esempio, ad un incendio che distrugge un bosco, la natura troverà il modo di riprendersi il suo spazio, oppure pensiamo a quei ciuffetti d'erba che crescono in mezzo ad un marciapiede.

In informatica, per indicare la capacità del sistema informatico di adattarsi e resistere all'usura in modo tale da continuare a fornire i servizi di cui abbiamo bisogno.

In tecnologia dei materiali per indicare la capacità di un materiale di affrontare una prova d'urto e trovare una nuova forma senza rompersi.

In sociologia per indicare le comunità che sono riuscite a sopravvivere ad eventi catastrofici (guerre, disastri naturali, attentati, ecc.) e sono state così resilienti da riuscire a crescere nuovamente.

Questi sono solo alcuni dei tanti ambiti in cui la resilienza trova applicazione, ma quello che accomuna ciascuna di queste applicazioni è la capacità di rialzarsi dopo una caduta. La capacità di tornare alla vita.

Se la guardiamo così, nella sua essenza, possiamo capire immediatamente che la resilienza è un'abilità che appartiene ad ogni forma di vita, e in quanto tale, fa parte anche della nostra natura umana. Consiste nel riuscire a radunare le proprie forze e reagire con uno slancio di crescita a situazioni ed eventi traumatici che provocano sofferenza. Una persona resiliente, *ce la* fa, come si dice. Una persona resiliente ne esce più forte di prima. Una persona resiliente, nonostante tutto, nonostante il dolore, riesce a riorganizzare la propria vita e a ricostruirla. Questa capacità, seppur presente in ciascuno di noi, non viene attivata in modo automatico, serve un notevole sforzo, specialmente se la si deve attivare per la prima volta. Ma i benefici, una volta attivata la nostra capacità di resilienza, sono infiniti.

La resilienza di una persona è influenzata da fattori personali, sociali e relazionali e questo è il motivo per cui non tutti abbiamo la stessa reazione allo stress: alcuni non riportano effetti negativi a lungo termine, altri sono spronati a lavorare sotto pressione, altri ancora soccombono e possono persino sviluppare delle patologie.

La resilienza psicologica è quindi la capacità di fronteggiare, resistere e riorganizzare la propria vita in modo positivo dopo aver subìto situazioni traumatiche.

Attenzione però! Resilienza non è sinonimo di resistenza: quest'ultima, infatti, è caratterizzata dall'applicazione di una forza opposta e contraria, che ha l'obiettivo di non piegarsi, che però, qualora sia insufficiente, può portare alla rottura. La resilienza invece prevede che ci si pieghi, si accolgano le forze avverse e le si utilizzino per rialzarsi.

Per usare una metafora, la resilienza può essere paragonata ad un giunco che si piega ma non si spezza, mentre la resistenza ad un legno duro, ma non flessibile, che se sottoposto ad un'eccessiva pressione può spezzarsi senza preavviso e in maniera irrimediabile.

La resistenza è il karate che colpisce con forza, la resilienza è l'aikido che sfrutta la forza dell'avversario.

La resilienza ci permette di sopravvivere alle avversità della vita e rialzarci più forti, mentre la resistenza ha un limite che, se viene superato, ci porta alla resa.

Ma come possiamo diventare giunchi? Come possiamo utilizzare le forze avverse per uscirne vincitori?

Ebbene è importante sapere che la resilienza è un muscolo che può, e deve, essere allenato.

Gli eventi negativi che inevitabilmente, prima o poi, ci troveremo ad affrontare lungo questo cammino chiamato vita sono molteplici. Partendo dalla tenera età per finire all'età adulta, possono accaderci innumerevoli eventi traumatici: la morte di uno o di entrambi i genitori, il loro divorzio, la presenza di deformità congenite visibili, il bullismo, un incidente grave, la morte del coniuge o di una persona cara, il divorzio, l'insorgenza di una malattia molto grave, la perdita del lavoro...

Questi sono solo alcuni esempi che possono creare una condizione di forte pressione e che possono minare l'equilibrio mentale di una persona che non ha allenato a dovere la propria capacità resiliente.

La resilienza è la chiave che ci permette di affrontare tutte queste situazioni (attenzione: affrontare e non ignorare) e ci rende più forti, più ricchi, migliori.

Una persona resiliente non vive la vita come uno scontro di forze, ma come un flusso continuo in cui bene e male convivono, in cui le cose accadono e non possiamo farci nulla. Una persona resiliente sa che non si possono controllare gli eventi esterni, ma che tutti noi abbiamo invece il potere di controllare come reagiamo ad essi. Così, la persona resiliente trova sempre la forza di andare avanti e di vedere da un'altra prospettiva l'evento traumatico che si è trovato ad affrontare. Addirittura, riesce a vedere l'evento come fonte di apprendimento e sviluppo personale che gli consente di acquisire competenze utili per migliorare sé stesso e la propria quotidianità.

Vediamo insieme alcune delle caratteristiche che contraddistinguono le persone resilienti.

- **Ottimismo:** la persona resiliente tende ad essere più ottimista. Ha una spinta positiva in più, che si rivela fondamentale per interpretare i problemi che derivano da un evento negativo. La visione è più ampia, e l'evento viene interpretato come qualcosa che fa parte della vita e che non durerà per sempre. Questo non significa sminuire i problemi, ma dare loro il giusto peso.

- *Problem solving*, o capacità di risolvere i problemi: la persona resiliente ha sviluppato un insieme di metodi e di approcci mentali che le permettono di identificare, razionalizzare e organizzare gli sforzi per raggiungere risolvere situazioni sfidanti, piccole e grandi.

- **Auto-analisi:** la persona resiliente ha sviluppato la capacità di comunicare con sé stessa, e di conseguenza anche verso l'esterno. Lo sguardo su di sé le permette di capirsi, interpretarsi e trovare le parole giuste per esprimere ciò che prova. Questo le permette di fare prova di una spiccata intelligenza emotiva e costruire relazioni più solide e durature.

- **Distacco:** la persona resiliente riesce a mantenere una certa distanza dall'esperienza traumatica e, così, a risolvere i problemi che ne derivano con lucidità. Non si tratta di rimanere freddi o di ricercare l'apatia delle emozioni davanti ad eventi che solitamente hanno effetti emotivi importanti, quanto piuttosto di non rimanere preda del vortice emotivo. Si tratta di una delle doti più difficili da sviluppare, ma consente di non sentirsi sopraffatti, rimanere lucidi e sviluppare un rapporto più profondo e diretto con il proprio Io.

- **Autostima:** la persona resiliente ha una maggiore stima di sé. Si conosce meglio, sa di cos'è capace e riesce a conservare il ricordo delle prove superate in passato. Così, di fronte a situazioni nuove, sia traumatiche che non, la persona resiliente riesce a rimanere sé stessa e a prendere le giuste decisioni. L'autostima ci rende consapevoli di quanto valiamo, elemento che prescinde da avvenimenti esterni e, di conseguenza, ci permette di affrontare gli imprevisti nel migliore dei modi.

- **Empatia:** la persona resiliente è più empatica, riesce a comprendere lo stato d'animo dell'altra persona, mettersi nei suoi panni senza farsi coinvolgere emotivamente, ma condividendo un esperienza e riesce ad entrare in contatto più facilmente con l'altro.;

- **Coping,** o l'abilità di reagire e superare le difficoltà: la persona resiliente sviluppa una maggiore propensione all'adattamento, all'accoglimento e alla "digestione" della problematica.

- **Integrazione sociale:** la persona resiliente ha sviluppato grandi capacità relazionali, è capace di supportare gli altri e farsi supportare. Si sente a suo agio nella propria comunità e da essa trae ancora maggiore forza nell'affrontare eventi traumatici. Viceversa, una persona sola ed isolata dovrà trovare la forza in sé, senza alcun supporto.

- **Qualità delle relazioni:** la persona resiliente non ha solamente una rete sociale più ampia, ma ogni relazione, nella rete, è più approfondita. La qualità della relazione crea legami forti che le permettono di vivere una vita più ricca ed appagante anche in situazioni di normale quotidianità.

I bambini sono più avvantaggiati rispetto agli adulti nel mettere in pratica i meccanismi di resilienza perché non hanno quel bagaglio di emozioni e di esperienze passate ad ostacolarli. Numerosi studi psicologici sostengono questa tesi e negli anni è stato dimostrato, infatti, che i bambini vittime di situazioni traumatiche sono in grado di adattarsi e di reagire più in fretta e meglio degli adulti, crescendo e formando una personalità sana. Questo vale anche nei contesti più traumatici. Un esempio lampante si può trovare nelle parole di Liliana Segre, sopravvissuta ad Auschwitz all'età di tredici anni, che spiega nelle sue testimonianze come i più piccoli avessero sviluppato una maggiore capacità di adattamento. Avevano capito prima degli adulti che quella sarebbe stata la loro realtà da lì in avanti, e questo gli permetteva di sopportare meglio le condizioni atroci del campo.

Possiamo dire, quindi, che nell'infanzia la resilienza è un comportamento istintivo, mentre in un adulto, il bagaglio emotivo accumulato col tempo è spesso un ostacolo.

Abbiamo detto, però, che la capacità di mettere in atto meccanismi di resilienza è allenabile, come un muscolo. Se per alcuni la reazione resiliente è così automatica da essere inconscia, per molti di noi è necessario affrontare un percorso di sviluppo personale che passa dalla formazione di abitudini positive e dall'intelligenza emotiva.

Come fare, quindi, per mettere in moto la nostra personale *macchina* della resilienza?

Innanzitutto, dobbiamo partire da un cambio di prospettiva: cambiare, cioè, la concezione che abbiamo di noi stessi, delle altre persone e del mondo in cui viviamo. Questo non significa pensare sempre e solo positivamente, anzi, un atteggiamento eccessivamente ottimista può risultare deleterio. Bisogna piuttosto rimanere con i piedi ancorati a terra, ma riuscire ad interpretare il tempo, lo spazio e gli eventi che lo costellano come un continuum e riuscire ad adattarci alla realtà in modo consapevole. Questo significa vedere l'evento traumatico che abbiamo vissuto come parte della vita, e non come un monolite che il destino ci ha fatto piovere in testa. Così, l'evento diventa una tappa nel nostro percorso formativo, un'opportunità da sfruttare per migliorarci e non più una minaccia alla quale soccombere.

Uno dei metodi più efficaci per iniziare a sviluppare il proprio "muscolo della resilienza" è senza dubbio la meditazione mindfulness. Questa tipologia di meditazione riesce a farci focalizzare sul presente attraverso il nostro respiro e riesce a calmare la nostra mente, donandoci sollievo e rinnovata lucidità. La meditazione ci consente di osservare con distacco i pensieri che continuano a chiacchierare dentro la nostra testa senza giudizio, trattandoli come pensieri soggettivi e non come verità assoluta. La frase tipica è "sto provando questa emozione", che sostituisce i più classici e deleteri "sono triste", "sono arrabbiato", e via discorrendo. Dire "sono" significa legare l'emozione alla nostra identità o alla nostra personalità. Ci sovrapponiamo all'emozione e diventiamo tutt'uno con essa, assorbendola e fondendola in noi per periodi più lunghi. Al contrario vedere l'emozione con distacco "sto provando rabbia" qualifica l'esperienza come un evento passeggero, che come acqua fluisce nel fiume della nostra esistenza, e tra non molto sarà passato. La mindfulness ci consente di entrare in contatto con il nostro Io interiore e di riportare sotto controllo le nostre emozioni: ecco perché è utile per allenare la resilienza. Nel silenzio meditativo possiamo lavorare su quelle caratteristiche di cui abbiamo parlato in precedenza e che definiscono, appunto, una persona resiliente. Raggiungere questo stato di consapevolezza è semplice quando ci sediamo in meditazione, ma è meno facile quando si tratta di applicare la mindfulness in una situazione stressante o quando non siamo tranquilli psicologicamente – può trattarsi del momento in cui stiamo cercando di infilare un filo in un ago, oppure del momento in cui cerchiamo di concentrarci ma altre persone continuano a fare baccano, o ancora quando guidiamo nel bel mezzo di un acquazzone, di notte. Attivare la consapevolezza, la *mindfulness* appunto, ci aiuta a cogliere ogni rumore e movimento che ci circonda, ma invece di isolarlo e focalizzarci su di esso, ci spinge a integrarlo in una visione d'insieme, nel tutto, e come tale riusciamo ad adattarci meglio alla situazione stressogena.

La situazione, l'ambiente e il contesto sociale in cui viviamo, sono fattori di stress che però ci permettono di sviluppare consapevolmente la nostra capacità di resilienza e le abilità che consentono di superare questo tipo di eventi negativi e prepararci ad affrontare eventi traumatici ben più grossi.

AFFRONTARE IL DOLORE

Il trauma emotivo e psicologico deriva da uno o più eventi caratterizzati da una forte componente destabilizzante. Perdiamo le nostre certezze, le nostre sicurezze e ci sentiamo piccoli, impotenti, in balia di un destino avverso. Sono esperienze che mettono a rischio la nostra salute psico-fisica, a volte persino la nostra vita.

Quel che è necessario chiarire però, poiché si tratta di un malinteso piuttosto diffuso, è che non è l'evento in sé che determina il trauma, ma la nostra reazione ad esso. Esistono certamente fattori e condizioni che ci rendono più difficile reagire in maniera costruttiva, per esempio stati prolungati di stress, stanchezza, debilitazione. Ma, in ultima analisi, siamo noi ad avere il controllo sul nostro corpo e sulla nostra mente. Il dolore si può affrontare. E per riuscire a farlo nel migliore dei modi è necessario prepararci, allenare il muscolo della resilienza ora, per evitare di trovarci sprovvisti dei giusti mezzi nel momento di maggiore pressione.

Cominciamo quindi, insieme, a capire quali sono le fasi che dobbiamo attraversare per passare da un dolore lancinante e immobilizzante, ad un pieno ritorno alla vita, in piedi, più forti di prima.

LE 6 FASI DEL DOLORE

Una premessa doverosa. Le 6 fasi del dolore non vanno confuse con le cinque fasi dell'elaborazione del lutto elaborate dalla psichiatra svizzero-americana Elizabeth Kübler-Ross, alla fine degli anni '60 (negazione, rabbia, contrattazione, depressione, accettazione).

Qui intendiamo trattare il dolore nella sua accezione più ampia, non ci concentreremo perciò sul particolare tipo di dolore e di reazioni legate al lutte.

Il lavoro di Kübler-Ross rimane comunque una grande fonte di ispirazione e influenza da molti anni il mio lavoro e quello di numerosi psicologi specializzati nella reazione ad eventi traumatici.

1. SOFFERENZA

- Vivi il tuo dolore.

Sei stato colpito in piena faccia da un treno in corsa. Soffrire è normalissimo. Esiste una scuola di pensiero che ritiene che ignorando il dolore, questo, col tempo, scemerà fino a scomparire.

Io non sono d'accordo. Nella mia lunga esperienza personale e professionale non ho mai incontrato nessuno che abbia tratto reale, duraturo, giovamento da questa pratica.

Seppellire il dolore lo toglie dalla nostra vista, ma non dalla nostra mente. Nel nostro subconscio il dolore, l'esperienza negativa, mette radici, si amplia come un cancro e influenza le nostre azioni, decisioni, il nostro stato emotivo in maniera subdola.

La maggior parte delle persone con cui ho lavorato credeva di aver superato e dimenticato il trauma, ma all'improvviso qualcosa aveva riportato tutto in superficie e il dolore era deflagrato con ancora maggiore potenza.

Perciò è fondamentale che tu ti dia il permesso di stare male. Che tu ti dia il permesso di soffrire, di piangere, di provare dolore, di provare rabbia.

Negare il dolore e il problema, non ti permetterà di affrontarlo e superarlo.

Se la mia barca è bucata e mi giro dall'altra parte fingendo di non vedere l'acqua che entra, potrò mai risolvere il problema? No, e prima o poi verrò trascinato a fondo insieme alla barca.

La società in cui viviamo ha da tempo culturalmente emarginato il nostro lato emotivo. Viviamo nell'era della tecnologia, dell'efficienza, dei processi decisionali molto cerebrali, basati su calcoli e analisi costi-benefici, pro e contro. Eppure come spiego nel mio libro *Intelligenza*

Emotiva, noi siamo esseri emotivi, viviamo numerose emozioni ogni giorno e rinchiuderle in una stanza sperando di silenziarle e di poter prendere decisioni "a mente fredda" è un'illusione che sta arrecando enormi danni alla società.

Abbraccia le tue emozioni, abbraccia il tuo dolore, vivilo, sentilo in ogni sua sfumatura, conoscilo. Fa parte di te, fa parte della vita, fa parte del processo.

Non censurarti. Non scappare. Non cercare di sembrare forte. Il dolore è tuo, nessuno deve poterti giudicare.

Ricorda però, di considerarla solo una fase passeggera. Abbracciare il dolore è un atto volontario, e possiamo staccarci altrettanto volontariamente in qualsiasi momento (dobbiamo farlo). Se invece ci incateniamo ad esso, non è più una libera scelta per entrare in connessione con noi stessi, ma una forzatura che può avere esiti devastanti.

2. TRASCINAMENTO

- Ricomincia a muoverti, nonostante il dolore.

Trascinare ha un'accezione fortemente negativa, me ne rendo conto. Rimanda all'incapacità di liberarsi di qualcosa, alle catene, a sforzi e sofferenze. Ma trascinare implica necessariamente anche un'altra azione, positiva, che, nel percorso di confronto con il nostro dolore, è assolutamente essenziale: il movimento.

Nella prima fase, quella della sofferenza, siamo immobilizzati. Si tratta di un'immobilismo fisico, mentale ed emotivo. Siamo frastornati. E se non siamo fermi fisicamente, solitamente è perché siamo in fuga, e ad uno sguardo più attento appare chiaro che la nostra mente rimane annebbiata e i nostri sensi anestetizzati. Sono immobili, quindi.

L'immobilismo però è una condanna, e abbiamo il dovere verso noi stessi di ricordarci che noi siamo vivi. Che la vita scorre intorno a noi ed in noi. Perciò dobbiamo tornare a muoverci.

C'è chi ci mette anni, chi ci mette solo qualche settimana, ma la fase del trascinamento prima o poi arriva. Fosse anche solo per inerzia, sospinti dai nostri obblighi sociali, il lavoro, i figli, la spesa.

Ricominciamo a muoverci, prima di aver superato il dolore, caricandocelo in spalla, trascinandocelo dietro, trascinando noi stessi, sotto il suo peso.

Può sembrare negativo, ma non solo è si tratta invece di un movimento verso la vita, e quindi positivo, ma dimostra una grande forza. Dimostra che stiamo reagendo, che stiamo usando i nostri muscoli fisici, mentali ed emotivi per uscire dal torpore e dall'apatia.

Perciò, una volta che hai
abbracciato il tuo dolore. Alzati,
prendilo e portalo con te ovunque vai.
L'importante è che tu cominci ad
andare, a spostarti, a muoverti, a fare
cose.

È la fase del ritorno alla vita. Un
ritorno alla vita che non è come
prima, non è migliore, anzi, è
senz'altro peggiore e doloroso. Ma è
un passo nella direzione giusta.
Riconosciamolo, facciamoci forza,
congratuliamoci con noi stessi.

Purtroppo il 99% delle persone (e il
100% delle persone non resilienti) si
ferma qui. Si trascina il proprio
dolore in eterno non riuscendo mai a
superare il trauma e venendone
condizionati per il resto della vita. Un

peso sulla testa, un peso sui polmoni, un peso sul cuore, un peso sulle palpebre.

Ma tu sei qui, stai leggendo questo libro, e sai che c'è di più, non è vero?

È così. La tua intuizione è corretta. Sofferenza e trascinamento sono fasi transitorie, possiamo e dobbiamo farle passare se vogliamo tornare ad abbracciare la vita, quella vera.

3. ANALISI

- Osservati e analizza il dolore.

Guardarsi dentro è difficile. Guardare dentro il dolore lo è ancora di più. Ma è l'unico modo per iniziare a curare le ferite. Guarire fa male, ma aiuta a crescere.

L'analisi del nostro dolore è il primo passo fondamentale per ricominciare a prendere in mano la nostra vita. Finora abbiamo subito la sofferenza in maniera passiva, fare auto-analisi significa invece cominciare a riprendere il controllo.

In questa fase è necessario analizzare l'origine del dolore, domandare a noi stessi: quando è nato questo dolore? Come mai mi ha colpito così forte? Quali implicazioni ha l'evento traumatico sulla mia vita? Quali paure ha fatto emergere in me? Perché queste paure mi prendono alla gola in questo modo? Da dove derivano queste paure?

Come puoi vedere, dobbiamo risalire, passo dopo passo, verso l'origine. Devi scoprire la causa che provoca questa sofferenza. E quando trovi la causa, devi trovare la causa della causa, poi la causa della causa della causa. Per analizzare a dovere il tuo dolore dovrai abituarti a chiederti "perché". Proprio come fanno i bambini, ad ogni risposta deve seguire un nuovo "perché", finché non sarai risalito alla causa primordiale del tuo dolore.

Per poter risolvere un problema come per poter superare un trauma, è fondamentale raggiungere un elevato grado di consapevolezza in merito a ciò che ha causato questa sofferenza.

Si tratta di un percorso di introspezione doloroso, che ci porta in luoghi che non vorremmo vedere, che forse abbiamo sepolto molti anni prima, ma è assolutamente necessario avviarsi lungo questa strada per diventare persone resilienti in grado di affrontare le difficoltà della vita e di rialzarsi sempre, più forti e solidi di prima.

L'analisi è perciò uno strumento e un passaggio imprescindibile nel nostro processo di maturazione, crescita e sviluppo personale.

Non serve correre però, puoi prenderti il tempo di cui hai bisogno per analizzare ogni strato del dolore, sbucciandolo come una cipolla. Le cipolle fanno piangere, lo so bene, ma dobbiamo raggiungerne l'anima per poter dare il via alla guarigione.

4. APPRENDIMENTO

- Impara dal dolore che stai provando.

Il dolore è uno dei grandi maestri di vita che abbiamo. Forse il più grande.

D'altronde sin da piccoli impariamo facendoci male. Quante volte i nostri genitori ci hanno messo in guardia dal fare questa o quell'altra attività spiegandoci che ci saremmo potuti fare male? E quante volte, invece di ascoltarli, abbiamo compiuto proprio quel gesto proibito, scottandoci da soli, e imparando dal dolore di una caduta, di una bruciatura, di una reazione emotiva avversa?

Lo stesso celeberrimo riflesso pavloviano si basa sul riflesso ad un dolore: il topolino impara a non scegliere la strada che gli causa sofferenza tramite una piccola scossa elettrica.

Il dolore è da sempre considerato uno dei nostri migliori insegnanti, colui che può farci crescere in maniera più decisa e veloce. È il famoso *pathei mathos*, ovvero "conoscenza attraverso la sofferenza", che ritroviamo spesso nelle antiche tragedie greche di Eschilo.

Volendo invece citare Nietzsche potremmo dire che "nel dolore c'è tanta saggezza quanto nel piacere: entrambe sono le due grandi forze conservatrici della specie".

Se lo accogliamo, invece di negarlo o rifiutarlo, dolore è quindi uno dei grandi motori di cambiamento della nostra vita. Imparare dal dolore significa capire il peso del prima e l'importanza del dopo.

Una volta effettuata l'analisi, una volta compresa la radice del male che ci abita, abbiamo sviluppato la facoltà di guardarci dentro, abbiamo imparato a reagire e a riprendere il controllo. Capiamo la nostra natura, e la natura umana, in maniera più profonda.

Domandiamoci sempre, guardando con distacco intellettuale, cosa possiamo imparare da questa esperienza? Come può cambiarci e migliorarci?

Se la sofferenza si è messa sulla nostra strada, tanto vale imparare da essa e sfruttarla per "rimbalzare", per accelerare il nostro cammino.

5. ACCETTAZIONE

- Accetta il dolore come parte della vita.

Siamo creature abitudinarie. Accettare una nuova condizione ci risulta difficile, è normale. Questo vale per qualunque tipo di condizione o situazione, ma è ancor più vero quando si parla di traumi e dolori.

Stavi così bene! Perché mai dovresti accettare di vivere in una nuova realtà pervasa di sofferenza!

Non fa una piega.

Solo che... purtroppo la nostra mente non funziona così.

In noi esiste una forza conservatrice che si oppone ai cambiamenti, se hai letto il mio libro *"ABITUDINI POSITIVE: Guida pratica per riprogrammare la mente, eliminare le abitudini negative e raggiungere i propri obiettivi"* sai di cosa sto parlando. I cambiamenti che richiedono fatica, sforzo o dolore sono i più difficili da accettare. Eppure esiste una grande verità, che pare contro-intuitiva ma che è l'essenza di qualunque percorso di riabilitazione. Accettazione fa rima con liberazione.

Se smettiamo di lottare contro l'inevitabile, autorizziamo noi stessi a considerare il modo migliore per adattarci alla nuova situazione, dandoci così le chiavi per superare l'impasse e liberarci dal dolore.

Chi ha subito un grave lutto improvviso sperimenta un senso di spaesamento, cerca con gli occhi, con la mente, con il cuore, la persona amata. La sua vita è cambiata ma non vuole accettarlo e questo non fa che tenerlo immobile, un corpo avulso alla vita. La vita scorre senza di lui.

Accettare invece che la persona, purtroppo, non tornerà è un passo essenziale per tornare a vivere.

Per arrivare a questa fase siamo già riusciti a vivere il nostro dolore, siamo riusciti a riprendere a camminare piano piano, trascinandoci il dolore come un peso sulle spalle ma tornando in movimento, ci siamo analizzati e abbiamo imparato dalla sofferenza nuovi aspetti di noi, della natura umana e della vita, abbiamo capito cosa dovremmo cambiare per raggiungere i nostri obiettivi e la felicità. Per fare una metafora, abbiamo riempito il nostro zaino e ce lo siamo messi in spalla, siamo pronti a ripartire ma siamo fermi davanti alla porta, incerti sull'aprirla o meno. L'accettazione è la nostra mano sulla maniglia, che preme, gira e apre la porta, rivelando la luce e un nuovo sentiero davanti a noi. L'accettazione è la liberazione, perché prendiamo il bagaglio d'esperienza costruito in tanto tempo e sofferenza, e ricominciamo a camminare nella luce, nella vita.

Perciò per accettare, devi immaginare cosa c'è aldilà di quella porta. Immagina la tua vita dopo il trauma, con tutto quello che hai imparato, come ti cambierà, se solo girerai quella maniglia.

In questo modo abituerai il tuo cervello a pensare oltre, alla nuova realtà, diversa, ma sempre tua.

6. TRASFORMAZIONE

- Prendi il dolore e trasformano in un propulsore per tornare alla vita.

Il senso profondo della resilienza si trova in questo ultimo punto. Se lo avessi scritto nelle prime pagine non mi avresti creduto. Ma ora forse lo hai capito anche tu. Il dolore, può essere visto anche come un dono.

Molti motivatori, coach e psicologi amano definirlo come un puro dono. Ma io non sono d'accordo.

Credo che ogni evento porti con sé diversi aspetti, non è tutto bianco o nero, non è tutto monocromatico, siamo fatti di sfumature e così anche le nostre esperienze.

Perciò il dolore, per quanto mi riguarda, è **anche** un dono. Ha una componente positiva, che noi, come persone resilienti, per noi stessi, per i nostri cari, per la vita stessa, abbiamo il dovere di cogliere. Ma, ovviamente non è solo positivo. Sarebbe folle affermare che la perdita di un genitore o di un figlio è un dono.

Sarebbe folle dichiarare che la perdita di un arto è un dono. Non scherziamo, e soprattutto non sminuiamo il dolore e la nostra esperienza.

Se fosse un puro dono non dovremmo penare per diventare persone resilienti, non dovremmo superare le sei fasi del dolore, e soprattutto, giunti a questo punto, non ci sarebbe proprio niente da trasformare.

È difficile parlare in maniera teorica di trasformazione. Perciò ti farò qualche esempio concreto di persone o figure a cui ognuno di noi può ispirarsi.

Alex Zanardi era un pilota di formula uno che aveva tutto. Poi l'incidente. 16 operazioni, 7 arresti cardiaci e soprattutto l'amputazione di entrambe le gambe. Puoi immaginare il dolore, puoi immaginare quanto sia stata dura l'accettazione. Ma Zanardi ha percorso il sentiero della resilienza, è riuscito infine a trasformare quel dolore in una nuova spinta alla vita, ed è diventato un campione paralimpico di handbike che rappresenta un esempio luminoso per tutti noi.

Per rimanere nel mondo paralimpico, possiamo parlare di Beatrice Vio, detta Bebe. A 11 anni Bebe viene colpita da una meningite fulminante e per una serie di orribili complicazioni, perde le gambe ed entrambi gli avambracci. A undici anni la sua vita era finita. Eppure

Bebe Vio, anche lei, ha percorso il sentiero della resilienza e ha deciso di continuare a perseguire il suo sogno di diventare schermitrice. Bebe Vio ha scelto di trasformare le sue ferite in rinnovata spinta alla vita, ed è difficile trovare una ragazza sempre così allegra, felice ed energica.

Potremmo parlare di molti altri nomi, magari di Frida Kahlo che ha trasformato un dolore fisico e psicologico terribile (spina bifida, incidente gravissimo, immobilità, impossibilità di avere figli) in una forma di arte ammirata dal mondo intero.

Ma non serve fare nomi specifici, il mondo è pieno di persone che dopo un grande trauma hanno dedicato la vita ad aiutare gli altri o hanno trovato la spinta per raggiungere grandi risultati.

Trasformare il dolore significa cancellare il dolore dalla fotografia del prima, e poterla finalmente guardare essendo grati di aver vissuto quei momenti, quelle esperienze, quella relazione. Significa guardarsi indietro con il cuore sorridente, rievocare ricordi apprezzandoli per la gioia vissuta.

Trasformare significa risollevarsi e riprendere a vivere con maggiore energia, forza, felicità. Il dolore insegna, trasformiamolo in un propulsore per il nostro sviluppo personale, in un deciso passo avanti verso il raggiungimento dell'unica

cosa che in fondo conta: la felicità,
nostra e di chi ci sta intorno.

ABBI FIDUCIA IN TE

Quante volte te lo sei sentito dire?
"Dovresti avere più fiducia in te
stesso", "Dovresti migliorare la tua
autostima".

Entrambi sappiamo che chi te lo
dice, o te lo diceva, ha ragione. Ma a
parole è facile, specialmente quando
si tratta di predicare e dispensare
consigli ad altri.

Diciamo la verità, al di là di ogni
retorica: quando si ha una bassa
stima di sé, o peggio, quando non si
ha nessuna stima di sé, è davvero
molto difficile riuscire a vedere

qualcosa di positivo o meritevole in noi stessi.

Costruire la propria autostima partendo dal fondo del barile è percorso lungo, complesso e personale, e spesso chi si trova sul fondo del barile non riesce nemmeno a trovare la motivazione per iniziare un tale percorso. "Perché sforzarmi se so già che non valgo nulla?".

Ma l'autostima non è una chimera, come potrebbe sembrare. È piuttosto un muscolo, proprio come la resilienza. Anzi, è uno dei muscoli fondamentali che muovono il più grande muscolo della resilienza.

Perciò, anche l'autostima si può allenare.

Partiamo da un assioma fondamentale, che deve diventare l'asse portante di ogni nostro futuro ragionamento sul tema:

Tu.

Non.

Sei.

Sbagliato/a.

"Sì, certo Chiara, come no! E come fai a dirlo tu che non mi conosci? Che nemmeno mi hai mai visto/a in faccia?"

Perché è logico. Non ho bisogno di conoscerti per saperlo.

Ribaltiamo la questione.

Cosa significa essere *giusto*? Come si fa ad essere *giusti*? Cosa significa la parola "*giusto*"?

Se sei in difficoltà, è normale, perché "giusto" non significa nulla!

Perciò se non si può essere giusti, non si può nemmeno essere sbagliati. Ecco come faccio a sapere che non sei sbagliato. Che non c'è nulla che non va in te.

Ma soprattutto, voglio che sia chiara una cosa. Dobbiamo spazzare via una volta per tutte un grande equivoco che da troppo tempo si annida nella nostra società.

Non si può essere giusti o sbagliati. Non è una cosa che si è. Non è una condizione del sé, una caratteristica della persona.

Si possono compiere azioni giuste o sbagliate (anche se non esiste un senso assoluto di giusto e sbagliato e tutto dipende dai parametri morali e non solo che decidiamo di prendere a riferimento), ma non si può essere sbagliati.

Hai fatto una cosa brutta o sbagliata (secondo parametri specifici)? Ok! Però si tratta di una tua azione, non di te.

Per trovare la propria autostima è fondamentale cominciare a capire che noi siamo in costante evoluzione, cambiamo, ci adattiamo. Il nostro corpo cambia, i nostri gusti cambiano, le nostre idee cambiano. Perciò sì, hai fatto un errore, una cosa brutta, un'azione sbagliata. Ma tu, per tua natura, non sei quell'azione. Sei molto ma molto di più.

Siamo onesti, può mai una sola azione definire la nostra intera esistenza? Un momento definire tutta una vita?

Perciò dobbiamo imparare a guardare ciò che facciamo con distacco meditativo. Isolare l'azione da chi l'ha compiuta, ovvero noi.

Solo così, come abbiamo visto nel capitolo precedente, potremo analizzare oggettivamente l'azione e comprendere da dove deriva.

Un comportamento sbagliato è figlio di esperienze pregresse, di un contesto, di condizioni psico-emotive interne ed esterne che hanno cause ben precise.

Il primo compito per riuscire a recuperare fiducia in sé stessi è quindi capire che non siamo le nostre azioni, e che non siamo sbagliati semplicemente perché è impossibile esserlo.

Ne consegue che chiunque ci dica che siamo sbagliati, con l'obiettivo di affossarci, non solo compie un'azione negativa, ma non sa nemmeno di cosa sta parlando.

Dobbiamo modificare il nostro modo di pensare a partire dal lessico, e delineare una differenza fondamentale, quella tra fallito e fallimento.

I fallimenti capitano, ma il fallimento non muta il tuo valore (che cresce costantemente, per tutta la vita, insieme al numero delle tue esperienze). Il problema quindi non è se tu vali o meno, ma quanto ti lasci convincere dal fallimento che tu non vali. È solo una questione di convinzione, di opinione, di sensazione figlia di delusione, paura e sofferenza. Non si può essere sbagliati o falliti, sono espressioni che non hanno senso.

Si possono commettere sbagli e incontrare fallimenti, ma questo non definisce chi siamo né sminuisce il nostro valore, che come abbiamo già detto, cresce inevitabilmente, giorno dopo giorno, che lo vogliamo oppure no.

Ricorda sempre: se l'azione è un problema, possiamo correggerla. E se non possiamo rimediare, abbiamo altri miliardi di azioni davanti a noi, basta scegliere di cominciare a smettere di commettere quello sbaglio.

Magari penserai *"ma io non mi sento sbagliato/a, è che sono inferiore agli altri, tutto qui. E questo è oggettivo"*.

Non sono d'accordo.

La sensazione di profonda inferiorità è un'altra manifestazione della scarsa autostima.

"mi sento stupido/a"
"sono incapace"
"non valgo niente"
"non sono buono/a a nulla"

Ecco come probabilmente parli di te se hai una bassa fiducia in te.

Ma questi sono pensieri, e dobbiamo stare attenti a non scambiarli con i fatti.

Parlare così di sé stessi, criticarsi e sminuirsi continuamente è sintomo di una profonda sofferenza, che probabilmente appesantisce il cuore da anni, a volte decenni.

Una sofferenza che è talmente pesante, che ci oscura talmente tanto la luce, che alla fine ci arrendiamo.

Ma noi siamo qui per sviluppare il muscolo della resilienza, e perciò se stai leggendo queste righe, sono certa che dentro di te, nel profondo, sai che una luce c'è. Che esiste un modo per tornare in superficie.

Il modo passa dai 6 passi per affrontare il dolore che abbiamo visto nel capitolo precedente.

A volte, ma in base alla mia esperienza professionale posso dire che accade molto spesso, le persone con bassa stima di sé faticano a ricondurre questa condizione ad un'esperienza dolorosa. Sovente credono che sia così punto e basta, da sempre, o comunque da lungo tempo, "da quando è diventato evidente a tutti".

Questo è un errore e ti invito a guardarti dentro alla ricerca del trauma originario, che ha avviato questa lunga e dolorosa discesa. Il trauma esiste, sempre, e per ritrovare l'autostima è molto importante riuscire a individuarlo per cominciare a percorrere i 6 passi per affrontare il dolore che ci aiuteranno a trasformare la nostra vita acquisendo consapevolezza del nostro valore e recuperando la nostra autostima.

Può trattarsi di un'infanzia difficile, di persone negative intorno a noi che non ci rispettano e ci inducono a pensare male di noi stessi, di esperienze traumatiche che ci portano a credere di non essere degni di amore, di un dialogo interno negativo costruito in anni di sofferenze e patimenti, una cattiva immagine del proprio corpo basati su standard sociali artefatti e puramente soggettivi, di uno o più fallimenti arrivati dopo aver mancato obiettivi irrealistici che nessuno avrebbe potuto raggiungere partendo da quella posizione, oppure di un'emarginazione di lungo corso che ci ha allontanato da riferimenti esterni condannandoci a confrontarci continuamente con il nostro auto-giudizio negativo personale.

Qualunque sia la causa, va individuata per cominciare un vero percorso di recupero.

Ma l'individuazione della causa primaria non basta. Bisogna anche aiutarci a creare le condizioni per permetterci una più agevole risalita. E su questo può venirci in aiuto un secolo di studi di psicologia sperimentale! Vediamo alcune tecniche comprovate per migliorare la nostra autostima.

CONSAPEVOLEZZA

La persona resiliente sta bene con sé stessa perché ha acquisito consapevolezza del suo valore e della sua forza.

E questo perché la persona resiliente è riuscita, guardandosi indietro, a vedere, davvero, quante esperienze difficili è riuscita a superare senza accorgersene.

Voglio che lo faccia anche tu, e ti garantisco che ne rimarrai sorpreso/a.

Pensa agli ultimi 5 anni e scrivi su un foglio, a mo' di elenco, tutto quello che sei riuscito/a a realizzare o a superare. Specialmente quegli eventi e quei risultati che ti sembravano insormontabili!

Sei molto più forte di quel che credi.

FELICITÀ INDOTTA

C'è una grande verità, comprovata da decine e decine di ricerca nel campo della psicologia e delle neuroscienze, che però, essendo contro-intuitiva, non riesce a fare presa sulla nostra società.

Siamo soliti pensare che per essere energici e sorridenti dobbiamo essere felici. È normale, lo abbiamo sperimentato tutti. Quando siamo tristi non riusciamo a sorridere, quando siamo felici non riusciamo a non sorridere e abbiamo gli occhi che brillano! Perciò, non c'è dubbio, il nostro stato emotivo si riflette sul nostro fisico, da dentro a fuori, questa è la direzione.

Sì... e no!

Perché in realtà negli ultimi decenni è stato dimostrato che si tratta di una strada a doppio senso di marcia! Da dentro a fuori, ma anche da fuori a dentro!

Questo significa che se ci sforziamo di sorridere ed essere energici, il nostro corpo invierà segnali correlati alla felicità al nostro cervello che entro poco, comincerà a produrre endorfine e farci sentire meglio, finché l'allegria forzata non diventerà felicità autentica.

Quindi se sei giù, sforzati di sorridere! E fallo credendo in quello

che stai facendo. Non è roba da guru
new age, è scienza.

SOLUZIONI

Come abbiamo visto, il problema
non sei tu. Non sei sbagliato, non sei
un fallito, non sei un buono a nulla. Il
problema è la singola azione. E sulla
singola azione si può agire per
migliorarla o risolverla. Tutti
abbiamo problemi, grandi e piccoli, e
tutti possiamo risolverli. Perciò non
pensare al problema e non pensare
che sia ineluttabile, che il destino
abbia deciso così e tant'è. Non è così.

Piuttosto analizza il problema
(parti da quelli piccoli) individuane la
causa e concentra le tue energie nella
ricerca di una soluzione.

Il metodo migliore, prima ancora di risolvere effettivamente il problema, è quello di visualizzare mentalmente te stesso che compi i vari passi che porteranno a risolvere il problema. Sembra una banalità ma non lo è. Visualizzare il processo di risoluzione è uno strumento molto potente che aumenta di molto le possibilità di successo. L'anticipazione ci aiuta a vedere in anticipo i possibili ostacoli e a capire come sormontarli prima ancora che si verifichino. Prova e vedrai!

Sport e Creatività

Dedica tempo all'espressione personale, in qualunque forma artistica e sportiva ti sia più congeniale: corsa, nuoto, pittura, canto, ballo, disegno, cucina, scrittura, lettura ...

Lo sport e le attività creative hanno il potere di portare la nostra mente altrove. In luoghi lontani dalla nostra piccola vocina interna che si lamenta e ci affossa con critiche taglienti ogni due minuti. Non solo! Si tratta di attività che stimolano la produzione di endorfine, ossitocina e degli altri ormoni del piacere, che quindi porteranno nelle nostre giornate, che siamo abituati a pensare come condannate al grigiume, una ventata di positività. Inoltre, sono attività che permettono di sviluppare la plasticità cerebrale, migliorare la nostra destrezza e la nostra salute. Cuore, mente, corpo. Tutti elementi fondamentali per cominciare a stare meglio e ritrovare fiducia in noi stessi.

SONNO E ALIMENTAZIONE

Abbiamo visto che non è solo il nostro stato emotivo ad influenzare il corpo, ma che anche il corpo può influenzare il nostro stato emotivo.

Perciò curare la nostra salute fisica è molto importante per cominciare a sentirci meglio con noi stessi sia da un punto di vista estetico, sia da un punto di vista puramente elettro-chimico (produzione di endorfine).

Il nostro corpo, per stare bene, e quindi migliorare il nostro umore e aumentare la nostra energia, ha bisogno di due cose: cibo e riposo.

Perciò il consiglio è quello di adottare un'alimentazione sana ed equilibrata, con il giusto apporto di fibre, proteine, grassi e carboidrati. Non è facile, specialmente se ci si trova sul fondo del barile, perciò suggerisco sempre di rivolgersi ad una nutrizionista.

Attenzione, non ti sto chiedendo di perdere peso o di fare diete impegnative. Solo di adottare un'alimentazione equilibrata!

Specialmente quando siamo giù di corda tendiamo a trascurarci e in particolare a trascurare il sonno. Ci lasciamo assorbire dagli schermi, tv, telefono, videogiochi. Oppure ci colpevolizziamo con il classico "non hai fatto abbastanza", e ci obblighiamo a continuare a lavorare tutta la notte su un progetto, studiare per un esame, o qualunque sia l'attività a cui stiamo affidando le sorti della nostra vita in quel momento.

Eppure, lavorare a oltranza, costringendo il nostro corpo agli straordinari non ci aiuta, anzi. Lavoreremo peggio, ci sentiremo peggio, saremo meno produttivi, ci sentiremo stanchi e senza energie. A questo proposito: lo sai che quando si è molto stanchi si è più propensi ad avere pensieri negativi e si subiscono maggiormente le situazioni stressanti esterne ed interne?

Perciò, se vuoi ritrovare la tua energia, e un briciolo di buon umore, che sono elementi cardine nella costruzione dell'autostima, ricordati di dormire il giusto numero di ore, e cerca di assicurarti un sonno di qualità, con il giusto cuscino, in una stanza buia, ma dove la luce del mattino possa filtrare, e con un ricambio d'aria sufficiente.

ABITUDINI

Il nostro cervello è una macchina abitudinaria. Il suo obiettivo è sopperire ai bisogni vitali con il minor sforzo cognitivo possibile. Per questo è così facile sviluppare abitudini negative e deleterie! Sono le più comode per il nostro cervello!

La mente però, può essere riprogrammata.

Possiamo spezzare il circolo delle abitudini negative e costruire abitudini positive.

Non serve cambiare vita, basta cambiare le piccole azioni negative quotidiane e si creerà un circolo virtuoso che progressivamente renderà il cambio di vita sempre più agevole. Se ci pensi è normale, la nostra vita è composta da una miriade di piccoli gesti quotidiani che ripetiamo con cadenza regolare, solitamente quotidiana.

Nel mio libro Abitudini Positive spiego nel dettaglio come rompere il circolo delle abitudini negative, *habit loop*, e come innestare routine positive, agendo sui tre elementi

chiave: segnale, routine e
gratificazione.

GRATITUDINE

Siamo abituati a veder accadere le
cose, ad aspettarcele, e spesso
dimentichiamo quanto siano belle o
importanti per noi.

Avere cibo in tavola ogni giorno,
per esempio, ci sembra scontato, ma
se guardiamo intorno a noi, e non
serve andare in Africa, basta guardare
per le strade delle nostre città, non è
poi così scontato.

Abituarsi a riconoscere questi
eventi o queste relazione e imparare a
renderci conto di quanto significhino
per noi, ci aiuta ad uscire dalla gabbia
che ci fa vedere sempre tutto nero. Ci

aiuta a ridare importanza alle piccole cose, alle cose che passano inosservate, ma di cui in fin dei conti non possiamo fare a meno.

Con la pandemia del 2020 abbiamo visto che anche trovare l'aria per respirare non è così scontato. Che la salute non è così scontata, che avere una nonna o un genitore in vita è una grande fortuna, non un'ovvietà.

Perciò inserire nella propria giornata la pratica della gratitudine è essenziale per riuscire a focalizzarci su quello che di positivo c'è su questa terra, nella nostra vita, in noi stessi.

Ok, Chiara, voglio provarci, ma non so proprio da dove iniziare!

Ti capisco, anche io all'inizio ero un po' spaesata davanti alla pagina bianca del mio taccuino.

Per questo ho creato un Diario della Gratitudine di sei mesi che ti ponga ogni giorno delle domande improntate allo sviluppo della gratitudine e del benessere. Ti basterà solo scrivere le risposte e la gratitudine entrerà ogni giorno un po' di più nella tua vita, finché non ti sentirai una persona nuova!

KARMA

Il Karma è un concetto antico quasi come il mondo. C'è chi lo accoglie nella sua vita in maniera più spirituale e religiosa e chi, come gli psicologi sperimentali, ha studiato gli aspetti pratici di questa filosofia.

Fai del bene e riceverai del bene è una frase banale, ma saggia e soprattutto vera. Il bene che dai lo riceverai dagli altri, dal mondo intorno a te e soprattutto da te stesso/a.

Se per esempio deciderai di tenere un diario della gratitudine (che sia il mio, un taccuino personale o quello di qualcun altro poco importa) scoprirai come cambiare il tuo sguardo sul mondo che ti circonda e sugli altri, ti aiuterà a cambiare lo sguardo anche verso di te. Ti sentirai meglio.

Esistono numerose ricerche scientifiche che hanno dimostrato come prestare aiuto ad altri (anche solo a raccogliere una penna caduta!) attivi nel nostro cervello i circuiti neuronali legati al benessere. Ci fa sentire più connessi con gli altri, parte di una comunità, in armonia con il mondo. Più sei generoso, più ti sentirai bene. Come vedi non è una promessa religiosa, ma semplicemente è la struttura del nostro cervello, funziona così anche se non credi in un Dio superiore o nel paradiso.

E ovviamente, ma questo lo sai già, perché ne hai fatto esperienza sin da quando sei venuto/a al mondo: il sorriso è contagioso come la risata.

Se regali un sorriso o un piccolo gesto di attenzione, migliorerai anche fosse solo per un minuto la vita della persona a cui l'hai rivolto. Quella persona potrebbe poi ricambiare il sorriso il giorno dopo, o chiederti come stai quando stai male. Fallo con una, due, dieci, venti persone intorno a te, pensa al tuo ufficio per esempio, e il contesto intorno a te ti rimanderà quel sorriso. In fondo, tutti vogliamo solo stare bene, e se farai stare bene gli altri, questi si sentiranno più liberi, più sereni e quell'atmosfera positiva darà vita ad un circolo virtuoso di cui beneficerai anche tu.

Come vedi, la mente è uno strumento potente e noi possiamo influenzarla e manipolarla a nostro favore per sviluppare la nostra autostima, diventare le persone che vogliamo essere e vivere la vita che vogliamo.

LA VITA È UN PERCORSO

Il cambiamento non fa parte della vita, è la vita stessa. Nasciamo, cresciamo, moriamo. La vita è un continuo cambiamento. Un percorso lungo oltre 80 anni (in media) che ci mette alla prova, ci stimola, ci migliora e ci regala innumerevoli occasioni di modificare la nostra vita. Specialmente se ne siamo insoddisfatti.

Quando ci accadono cose brutte, oppure viviamo periodi particolarmente pesanti fisicamente e psicologicamente, dobbiamo sempre avere la lucidità di rimettere gli eventi in prospettiva.

Dobbiamo guardare la nostra vita come guardavamo la linea del tempo nelle lezioni di storia delle medie. Possiamo farlo anche in maniera visiva, prendendo un foglio e tracciando una linea con una freccia all'estremità destra. Dividiamo la linea del tempo in 9 blocchi, ciascuno dei quali rappresenta 10 anni della nostra vita e proprio come su una mappa mettiamo un bollino con scritto "io sono qui" nel punto in cui ci troviamo. A metà del quarto blocco se abbiamo 35 anni, all'inizio del sesto blocco se ne abbiamo 50 e così via.

Una volta fatto questo, posizioniamo gli eventi principali della nostra vita avvenuti nel passato e nel presente. Cerca di farlo in maniera oggettiva! Non mettere solo le esperienze negative perché ti senti giù di corda!

Guarda la linea ora. Quanti eventi e quanti cambiamenti hai già affrontato? Sei la stessa persona del blocco precedente? Dei due blocchi precedenti? No vero? Ora hai più esperienza, faresti scelte diverse, forse. Sicuramente con le conoscenze che hai oggi non commetteresti gli stessi errori. A questo proposito, vorrei che fissassi bene in mente un concetto che ti aiuterà nel tuo percorso per diventare una persona resiliente.

Perdona il tuo passato.
Non sapevi
le cose che sai oggi.

Inciampare è normale, sbagliare è naturale. Guarda la linea, quante volte hai commesso errori? Innumerevoli! Ma dagli errori si apprende, proprio come dal dolore.

Per diventare una persona resiliente devi riuscire a vedere la tua vita come l'insieme del passato, del presente e del futuro. Devi integrare dentro di te il fluire del tempo. Devi comprendere in profondità che la vita è mutevolezza e scorre come un

fiume. Le cose passano, la vita
continua, trova sempre un modo, e
alla fine una soluzione si trova
sempre. Sta a noi fare in modo che lo
sbaglio e la sofferenza diventino
spunti per la nostra crescita
personale.

Nella vita accadono vicissitudini,
situazioni che possono cambiare
all'improvviso o con il passare del
tempo in modo drastico. Non tutti
sono capaci di accettare un
cambiamento con positività o di
adattarsi alla nuova situazione
facilmente: alcuni vivono le variazioni
come stimoli per crescere e
migliorare, altri soccombono.

Vedere l'esistenza per quella che è,
un percorso lungo una vita, aiuta a

relativizzare, affrontare meglio l'evento traumatico e riprendere a camminare.

I cambiamenti toccano ognuno di noi e riguardano una moltitudine di aspetti della nostra vita.

Penso al lavoro dove può succedere che l'azienda per la quale lavoriamo da anni ad un certo punto fallisca e ci troviamo costretti a cambiare professione. Oppure potremmo renderci conto che il lavoro che stiamo facendo da tempo non ci dà più le soddisfazioni che ci dava all'inizio della nostra carriera, e allora acquisiamo la consapevolezza che è il momento di cambiare ruolo o mansione.

Penso alla casa, che possiamo venire costretti a cambiare, spostandoci addirittura in altre città o nazioni a causa di eventi che prescindono da noi. Una separazione può spingerci a lasciare la nostra casa poiché ci ricorda troppo i momenti passati con il nostro ex partner e vivere lì non ci dà più gioia. Oppure dobbiamo ricostruirci una vita perché un terremoto o un'esondazione hanno spazzato via la nostra abitazione o il nostro negozio. Magari abbiamo semplicemente voglia di ricominciare tutto daccapo e decidiamo di trasferirci lontano.

Penso alla nostra sfera personale, con il nostro aspetto che si modifica con il tempo, crescendo, invecchiando, a seguito di un incidente. Può cambiare il nostro metabolismo, prima magari potevamo mangiare grandi quantità di cibo senza prendere un grammo, e ora bastano due biscotti per far piangere la bilancia. Una malattia o un infortunio possono sottrarci i nostri arti, o le nostre abilità. Dal giorno alla notte la nostra vita può cambiare in maniera temporanea o definitiva. Anche il nostro carattere in relazione alle nostre esperienze può mutare, renderci più amari e cinici.

Tutto questo può spaventarci, ma è assolutamente normale, fa parte del percorso chiamato vita e dobbiamo ricordarci che se siamo al mondo vale la pena di vivere appieno la nostra esistenza, anche i cambiamenti.

Perciò, anche se può essere difficile da accettare, anche se può essere doloroso, dobbiamo accettare il cambiamento. Dobbiamo abbracciarlo e adattarci alla nuova realtà, pensando che non abbiamo perso qualcosa, non stiamo compiendo passi indietro, ma al contrario, stiamo accrescendo il nostro bagaglio di esperienze, di ricordi, di capacità. Stiamo andando avanti.

Il rischio davanti ad un cambiamento è quello di rimanere bloccati, fermi, immobili ad aspettare che in qualche modo, per miracolo, il nastro si riavvolga.

"Non è giusto", "perché a me?", "perché ora?"

Sono domande tipiche che ci poniamo, lamentandoci della nostra sventura, quando ci accade qualcosa di brutto.

Ma c'è una risposta molto semplice a queste domande: perché no?

Perché non a te? Perché a qualcun altro? Perché non adesso? Perché ieri o domani?

Analizzando ciascuna domanda dal punto di vista opposto, ribaltiamo il senso stesso dei nostri interrogativi. E allora possiamo comprendere che la parola stessa, quel "perché" che ci ronza in testa, perde tutto il suo significato.

Non c'è un perché. Le cose accadono, tutto qui. Belle e brutte.

Per citare un'espressione anglofona "shit happens". La merda accade, le cose brutte succedono, non ci puoi fare nulla.

Non resistere, non opporti, non indugiare nella sofferenza. Affrontare, Superare, Liberarsi. Queste sono le parole chiave delle persone resilienti che vedono la vita come un fiume che scorre. Come una successione di eventi sui quali abbiamo pochissimo o addirittura nessun controllo.

Piuttosto che lottare con i mulini a vento (o pensi davvero di essere più forte del caso, del caos, della natura e della morte?), concentrati su ciò su cui hai il controllo: te stesso e il tuo benessere.

Le emozioni che scaturiscono dalla paura di cambiare possono essere sfruttate a nostro vantaggio e possono diventare un ottimo spunto per passare all'azione, reagire ed adattarsi. Chiediamoci sempre qual è la scelta giusta per noi. Quale azione può rimettermi in piedi e in cammino? Che direzione devo seguire per ritrovare me stesso e il mio benessere?

PRENDERSI CURA DI SÉ

Nel capitolo appena concluso abbiamo parlato dell'importanza di guardare alla vita come ad un insieme fluido di eventi che capitano e basta, non possiamo farci niente o quasi.

Abbiamo quindi parlato di accettazione dell'evento traumatico ed è proprio dall'accettazione che voglio ripartire.

Accettare significa riuscire a cogliere quello che la vita ci sottopone anche quando si tratta di qualcosa di doloroso, che cambia tutte le carte in tavola o tutti quei progetti che avevamo e che ci avevano guidato fino a quel momento. Accettare è l'atto che ci permette di uscire dal diniego ed acquisire la consapevolezza che è avvenuto un cambiamento e che dobbiamo adattarci ad esso.

L'accettazione ci permette di non sprecare risorse verso un obiettivo irraggiungibile. Il contrario dell'accettazione, la negazione, è infatti quella fase in cui usiamo un enorme quantitativo di energie fisiche e psichiche nel tentativo di illuderci che quel cambiamento, quell'intoppo, quel trauma svanirà. Che ci sveglieremo e ci accorgeremo che era tutto un brutto sogno. Accettare che non sarà così, ma che questa è la nuova realtà in cui ci troviamo immersi è fondamentale, e non deve essere vista come una condanna, tutt'altro! Accettare significa vedere, e la chiarezza è la nostra migliore alleata per trovare soluzioni al problema che ora riusciamo a distinguere pienamente. Così, accettando il cambiamento, seppur traumatico, potremmo accorgerci che il problema si può risolvere in maniera facile e rapida. O quantomeno più facile e rapida di quel che ci suggerivano le nostre paure.

Ma accettare il cambiamento significa anche autorizzarsi ad interiorizzarlo, e soffrire davvero. Entrare in contatto con le nostre emozioni. Provare davvero tutto il dolore che ci ha colpito, senza far finta di niente o tentare di seppellirlo.

È la fase in cui ci ascoltiamo e in cui capiamo che dobbiamo prenderci cura di noi stessi. Rallentare, ascoltarci, cercare il benessere vero, quello psico-fisico, prima di ogni altra cosa.

Dobbiamo, in sostanza, darci il tempo di leccarci le ferite.

Dopo eventi difficili, la mente ha bisogno di respirare, di aria, di spazio. E così anche il corpo. Ascoltiamo cosa ci chiedono e assecondiamoli.

Attenzione però, potremmo avere l'impressione che il nostro corpo ci chieda di sfondarci di nutella, di evadere tramite l'uso di droghe più o meno pesanti, di sfogarci prendendo a pugni qualcosa o qualcuno, di dimenticare stordendoci con l'alcol, di cedere all'apatia che ci fa stare stesi a letto, al buio, sotto le coperte, per giorni.

Sono tutte reazioni comuni. Ma sono tutti comportamenti illusori, che sotto la superficie nascondono bisogni più profondi, più personali ed intimi. Più spaventosi.

Può essere il bisogno di autostima, di ascolto, di socialità, di avere una vita più soddisfacente, relazioni più intime.

Qualunque sia il motivo profondo del nostro malessere, non è in questa fase del dolore che potremo risolvere il problema. Quello che possiamo fare è invece imporci di stare alla larga da comportamenti dannosi sul medio-

lungo termine e preferire
comportamenti che ci portino
benefici.

Perciò quando consiglio di "fare
attività che ti fanno stare bene"
intendo tutte quelle attività che ti
fanno stare davvero bene. Non mi
riferisco a quei circoli viziosi o a quei
comportamenti che dopo un sollievo
passeggero ti lasciano dentro un
vuoto più grande, un senso di
vergogna o di inadeguatezza.

Una persona resiliente si prende
cura di sé in profondità. Guarda in
faccia i problemi e le loro radici e
piano piano, un passo alla volta,
mette in pratica comportamenti che
portano a miglioramenti graduali.

Prendersi cura di sé infatti non significa prendere di petto le cose e caricarsi di sforzi eccessivi, andando in apnea.

Dobbiamo pensare in prospettiva, fare quel che basta con costanza.

Può trattarsi di fare sport, di riallacciare un legame, di avviare un percorso psico-terapeutico, iscriversi ad un corso di crescita personale, avviare un business.

Un passo alla volta, ma nella giusta direzione.

Prendersi cura di sé è un percorso che serve a ricomporre i cocci e rammendare il nostro cuore. L'evento traumatico ci ha cambiati, inevitabilmente, ma la vita va avanti e se noi vogliamo andare avanti con essa dobbiamo riuscire a rialzarci e ricostruirci in maniera solida e duratura. Di nuovo, si tratta di pensare in prospettiva.

Dopo un trauma abbiamo bisogno di tempo per curare le nostre ferite, la nostra mente e il nostro corpo hanno bisogno di tempo e attenzione per tornare a lavorare a pieno regime, a fare il loro compito.

Esiste un'antica pratica giapponese che rappresenta una metafora perfetta della resilienza: il *Kintsugi*.

Tutti noi abbiamo ben presente cosa vuol dire far cadere un oggetto di ceramica e vederlo esplodere in mille pezzi, grandi e piccoli. Ecco, il Kintsugi è l'arte di recuperare quei cocci e ricomporre l'oggetto utilizzando oro liquido. Così l'oggetto viene riparato saldando assieme i vari frammenti e dando vita ad un nuovo oggetto che porta i segni delle proprie esperienze e li espone con fierezza. L'oggetto riparato con la tecnica del Kintsugi infatti acquista valore, diventando più prezioso sia da un punto di vista economico che artistico.

L'aspetto che personalmente amo di più del Kintsugi è che ogni oggetto acquista una nuova fisionomia originale che lo rende unico, con un intreccio di linee dorate irripetibile, esattamente come ciascuno di noi!

Se ci pensi infatti, noi abbiamo tutti una forma di partenza, un carattere e delle peculiarità particolari che ci identificano, ma lungo gli anni quel pezzo unico e perfetto si scompone e si ricompone, cambiando forma molteplici volte e mutando. Siamo il risultato delle nostre esperienze, delle nostre gioie e dei nostri dolori. Di tutto ciò che abbiamo incontrato o affrontato durante la nostra vita.

La ferita lascia crepe indelebili dentro di noi, ma come ci insegnano le sei fasi per affrontare il dolore, siamo noi a decidere se quelle crepe resteranno lì sul muro, a farci male, ad aprirsi sempre di più e renderci la vita sempre più difficile, o se da quelle incrinature trarremo insegnamento e trasformeremo quelle imperfezioni dolorose in una nuova forma di equilibrio interiore. Una

nuova perfezione interiore, una nuova
identità più forte e definita.

Quando parliamo di resilienza
parliamo di rialzarci dopo una caduta
e raccogliere i cocci, di ricomporci,
proprio come un vaso di ceramica con
il Kintsugi.

*Solo quando ci
rompiamo, scopriamo
di cosa siamo fatti*

Quando cadiamo ci sentiamo
letteralmente a pezzi, ma acquistando
consapevolezza possiamo accettare
quelle ferite, prenderci cura di noi,

darci il tempo, il modo e l'autorizzazione di sentirci fragili, di sentirci frantumati dentro e poi piegarci, raccogliere uno ad uno i pezzi e prenderci cura di noi. Rammendarci, re-incollare i pezzi di noi che erano sparsi sul pavimento, trasformando le nostre ferite interiori in punti di forza, stimoli, orgoglio, bellezza, unicità.

Kintsugi e resilienza significano la stessa cosa, ovvero sviluppare la capacità di attribuire nuovi significati agli eventi traumatici.

Un punto di caduta diventa un punto di ripartenza, a volte addirittura di rinascita.

Dobbiamo compiere un lavoro su noi stessi, ascoltarci, curarci, imparare a volerci bene e a crescere internamente con un percorso di superamento.

Scegliere di aggiustare la nostra mente, il nostro cuore e il nostro corpo feriti richiede tempo e impegno. È il sentiero della guarigione. Ma nel momento stesso in cui dedichiamo tempo, attenzione ed energie a questo percorso, stiamo riconoscendo il nostro valore e quello del nostro benessere.

Perché riparare la ciotola rotta? Buttiamola e ricompriamone un'altra no?

Questa è la mentalità usa e getta che purtroppo sì è instaurata nel nostro mondo occidentale negli ultimi 50 anni. Abbiamo smesso di dare valore agli oggetti, al tempo, ai materiali, all'ambiente che ci circonda, alle persone, persino a noi stessi.

Non è un caso se negli ultimi vent'anni sono stati registrati i tassi più alti di depressione e solitudine in Europa e negli Stati Uniti.

Ma la persona resiliente, proprio come l'artigiano che riassembla il vaso con l'oro, riesce a riconoscere il proprio valore di essere umano, il valore della sua mente, del suo benessere, della sua salute.

Resilienza vuol dire riconoscere che non siamo usa e getta, che non siamo da cestinare al primo fallimento, al primo "errore di sistema", ma che ogni volta possiamo ripararci e migliorarci, imparando dalle nostre cadute e rialzandoci più forti e convinti.

Amati e ama le tue ferite, sono ciò che ti rendono unico e speciale. Sono la testimonianza dei tuoi dolori e dei tuoi cambiamenti.

Sono tracce, cicatrici che ti arricchiscono, che costruiscono la tua storia, che rendono la tua vita degna di nota. Sono un racconto pieno di colpi di scena, una storia di crescita.

Nella mia professione ho incontrato centinaia di persone che non credevano in sé stesse e credevano di non avere una storia.

Non riuscivano a vedere la bellezza delle proprie cadute e delle proprie risalite. Serve pazienza e attenzione per osservarsi senza giudicarsi. Per mettersi all'ascolto di sé.

Il mio lavoro con loro, e quello che spero questo libro riuscirà a trasmettere anche a te, è quello di spingerle a celebrare il proprio personale percorso piuttosto che auto-sminuirsi e buttarsi giù per gli obiettivi mancati.

L'obiettivo che ci poniamo è spesso irrealistico e per raggiungerlo ci facciamo del male, ignorando i segnali del nostro corpo, della nostra mente, del nostro cuore. La filosofia hollywoodiana del lavorare duro e fare sacrifici è un mito pericoloso.

Non puoi raggiungere i tuoi veri obiettivi se sacrifichi il tuo benessere. Forse raggiungerai quello che vuoi, ma non avrai quello di cui hai bisogno. Scoprirai che non ti sei ascoltato, che non ti capivi per davvero, forse che non sapevi chi eri.

Capita molto spesso ai manager e agli atleti con cui lavoro: hanno raggiunto traguardi professionali importanti, quelli che volevano, eppure sono infelici e si accorgono che non sanno cosa davvero vogliono, ciò di cui davvero hanno bisogno.

Il benessere è la chiave. È sempre la chiave. Il nostro compito più importante è dare più valore a noi sessi rispetto al valore che attribuiamo al nostro obiettivo.

E quando ci prendiamo cura di noi stessi, quando dedichiamo tempo all'auto-ascolto e all'auto-analisi, allo sport, al sonno e alla sana alimentazione, alla meditazione e alle relazioni, alla spiritualità persino, scopriamo che i nostri obiettivi si sono avvicinati senza che ce ne accorgessimo. Tutto si fa più facile. Stiamo bene, acquisiamo fiducia in noi stessi, nei nostri mezzi, e non perdiamo tempo, energie e stress dietro alle nostre paure.

Impariamo a darci la giusta importanza. A prenderci cura di noi stessi. Facciamolo quando cadiamo, prendiamo il tempo di ripararci con cura e amore. Ma facciamolo anche quando siamo in piedi e camminiamo nella nostra vita di tutti i giorni.

Le persone resilienti si ascoltano costantemente, sanno chi sono, di cosa hanno bisogno, quando è il momento di lavorare duro e quando quello di riposarsi. Quando è il tempo di arrabbiarsi e quando quello di lasciare andare.

Questa forza gli permette di riprendere in mano la propria vita anche dopo essersi spezzati, di mantenere salda la propria autostima e anzi di accrescerla, con la consapevolezza di aver superato prove, difficoltà e di esserne usciti, di avercela fatta più di una volta. Aumenta quindi la convinzione di potercela fare ancora, a stare bene. Ad essere felici.

Tutto assume una maggiore chiarezza quando si presta attenzione. Si vedono i progressi, si notano i risultati che avevamo dati per scontato.

Per diventare persone resilienti, perciò, serve dare alla vita una nuova connotazione, mettere gli eventi in prospettiva e adottare una rinnovata visione delle cose.

In ogni momento, dopo un evento traumatico o nella nostra quotidianità, impariamo a prenderci cura del nostro benessere psico-fisico.

Impariamo a rilassarci con un bagno caldo, a tenerci in forma con l'attività fisica, a recuperare le energie con un sonno di qualità, a seguire una dieta sana che ci assicuri i nutrimenti di cui il nostro corpo ha bisogno per funzionare, a rigenerarci stando a contatto con la natura, a fissare obiettivi più piccoli e dedicarci il giusto tempo accettando la gradualità delle cose, a passare del tempo con le persone che amiamo, ci divertono o ci stimolano.

Impariamo a condividere le nostre emozioni, a liberarci dei ruoli, a lasciare andare, ad autorizzarci a stare bene e ad essere noi stessi.

Impariamo a riconoscere il nostro valore, ad accettare lo scorrere della vita, ad accettare di non avere il controllo, a vedere gli eventi come eventi, sbagli come sbagli e a non identificarci con la nostra sofferenza, o con il fallimento. Impariamo a darci tempo, ad ascoltarci e a ripararci.

ACCETTARE AIUTI ESTERNI

La vita ci presenta delle situazioni improvvise che possono colpirci emotivamente in modo destabilizzante. Possiamo essere vittime di queste situazioni in modo diretto, possiamo esserne testimoni oppure possiamo venire colpiti indirettamente, quando l'evento traumatico riguarda un nostro caro. Questi episodi scatenano delle emozioni sia transitorie che a lungo termine e mettono a rischio uno dei nostri bisogni primari: quello di sopravvivenza.

Quando la nostra sopravvivenza è minacciata, è fisiologico avere paura, fare degli incubi e continuare a pensare all'accaduto.

Il nostro sistema nervoso conosce due modi per fronteggiare un evento stressante: quando percepisce la necessità di difendersi o di fuggire dalla situazione traumatica si mobilita (il ritmo cardiaco accelera, la pressione sanguigna aumenta, i muscoli sono in tensione, i nostri senti sono in allerta) oppure, se l'evento va oltre il livello di stress tollerabile, ci paralizza. Nel secondo caso, il nostro sistema nervoso non è in grado di ripristinare una situazione di equilibrio e, di conseguenza, non sappiamo come fronteggiare l'evento.

I sintomi che potremmo sviluppare in seguito a questo secondo caso sono molteplici ed includono tensione fisica (spalle, mascella, nuca), insonnia, scoppi d'ira improvvisi, ipersensibilità, stress, attacchi di panico, nevrosi, senso di colpa, vergogna, apatia, senso di impotenza, isolamento, auto-commiserazione, confusione, difficoltà a concentrarsi, vuoti di memoria o flashback ricorrenti che ci riportano all'evento traumatico attraverso oggetti, suoni, odori e pensieri spaventosi che si intromettono nella nostra quotidianità.

Specialmente dopo traumi di grande entità o situazioni traumatiche prolungate, il rischio è quello di sviluppare patologie come depressione o sindrome post-traumatica da stress.

La PTSD (Post-Traumatic Stress Disorder – in italiano Sindrome Post-Traumatica da Stress) può emergere poche ore dopo l'evento, dopo qualche giorno o addirittura a distanza di mesi. Se questi sintomi perdurano e si manifestano al punto da interferire con la nostra vita di tutti i giorni, le relazioni e il lavoro, allora ci sono molte probabilità che si tratti di PTSD.

Il disturbo depressivo maggiore (da non confondere con il singolo episodio depressivo) è più strisciante. Capita che si manifesti poco dopo l'evento traumatico ma molto spesso si insedia silenziosamente nella vita della persona, svuotandolo di ogni energia, gioia, voglia di vivere. I sintomi sono molti e spesso difficili da ricondurre al disturbo depressivo vero e proprio. Stanchezza cronica, spossatezza anche per compiti che richiedono sforzi molto ridotti, ridotta efficienza, distrazione, forte tendenza a svalutarsi ed incolparsi, ridotta capacità di concentrazione e di decisione, difficoltà legate alla memorizzazione, senso di disconnessione dal mondo, perdita di piacere nello svolgimento di attività che prima ci facevano stare bene, tristezza costante, irritabilità, umore depressivo continuato, forte aumento o forte diminuzione del sonno, forte aumento o forte diminuzione dell'appetito, mal di testa, tachicardia, dolori muscolari e alle ossa, rallentamento motorio. I sintomi, come vedi sono molti e presi in maniera isolata possono non significare nulla, per questo è complicato diagnosticare il disturbo depressivo maggiore. Un disturbo purtroppo sempre più comune, che ha un elevato tasso di mortalità: il 15% circa di chi sviluppa questa patologia muore per suicidio.

Si tratta quindi di disturbi molto gravi, che hanno un'influenza fisica e psichica pervasiva e che sfuggono al nostro controllo.

Perciò fermiamoci un attimo e chiariamo un punto fondamentale: non è per forza tutta colpa tua.

Se hai una di queste patologie, anche se forse ancora non lo sai, non è colpa tua. Non dipende solo da te. Non sei inferiore perché non riesci a

tirarti su. Hai una patologia e hai
bisogno di aiuto e di cure.
Esattamente come se avessi
un'appendicite o il Covid-19.

Si tratta di sindrome che vanno
curate con attenzione con il supporto
di uno specialista e dei propri affetti
(entrambi).

Non siamo obbligati ad affrontare
da soli tutto questo. In qualità di
esseri umani, abbiamo la necessità di
interagire con gli altri, abbiamo
bisogno di un contatto con le altre
persone e soprattutto non siamo
onniscienti. Abbiamo bisogno delle
competenze degli altri e specialmente
in questi casi abbiamo bisogno di uno
sguardo esterno, di una mano tesa e
di cure specifiche.

Non possiamo pensare di rintanarci nella nostra stanza per sempre e pensare di portare sulle spalle un peso così grande, molto più di noi, che sfugge al nostro controllo. Le persone di cui ci fidiamo servono a condividere il peso che non ci fa respirare: parlare con qualcuno (che può essere un amico fidato, un parente stretto, uno psicologo) è il primo passo per sentirsi più leggeri. Viceversa, quando un nostro caro avrà bisogno di aiuto, noi saremo lì a tendergli la mano proprio come aveva fatto con noi nel momento del bisogno.

Chiedere aiuto, parlare del problema, è un modo per iniziare ad affrontarlo e non ci rende persone deboli. La persona resiliente sa di non dover dimostrare nulla a nessuno, men che meno a sé stessa. Sa quando chiedere aiuto, conosce i suoi limiti, e riconosce il valore assoluto della sua persona e del suo benessere.

Non serve farcela da soli. Anzi, insistere sul dogma dell'autosufficienza rischia di farci scivolare pericolosamente verso quelle patologie così letali di cui abbiamo parlato poco fa.

A quell'amico che ha bisogno di noi non diremmo mai di arrangiarsi da solo, no?

Essere compassionevoli verso noi stessi ci dona i benefici che sperimentiamo quando aiutiamo un amico, quindi impegniamoci a riconoscere i sintomi dello stress e della sofferenza anche in noi stessi. Questo non significa compatirsi o vivere nel dolore: la compassione verso noi stessi non è auto-commiserazione, ma ci rende più resilienti, meno autocritici, favorisce l'intraprendenza e aumenta la nostra autostima.

Deviare le emozioni, indossare una maschera, fingere che vada tutto bene, isolarsi. Sono tutti comportamenti auto-distruttivi che non ci fanno né sembrare né tantomeno diventare più forti, semmai più deboli.

Serve forza per piangere e aprirsi agli altri, per accettare di essere vulnerabili e trasformare questa vulnerabilità in forza.

Spesso sento ci convinciamo di non poter o voler parlare con i nostri cari "perché hanno già tanti problemi". Ma qui, spero mi perdonerai, voglio essere brusca: così facendo riuscirai soltanto ad allontanare da te sia i tuoi cari sia la via della guarigione. Otterrai l'opposto di quel che vuoi e di quello di cui hai bisogno. Rimarrai imprigionato/a nel limbo di sofferenza. Da solo/a.

Una delle caratteristiche chiave della persona resiliente, lo abbiamo visto, è quella di riuscire a vedere in prospettiva, di allungare lo sguardo sul medio-lungo termine.

È quello che vuoi? Rimanere incatenato al dolore, in isolamento e solitudine fino alla fine dei tuoi giorni o fino all'intervento esterno di un *deus ex machina*?

Se stai tenendo questo libro in mano, e se sei giunto/a fin qui, entrambi sappiamo che non lo vuoi.

Perciò: autorizzati a chiedere e ricevere aiuto.

La cultura dominante in occidente ci ha inculcato sin da piccoli il valore di farcela da soli per dimostrare al mondo la nostra forza.

Quello che voglio che tu capisca è che si tratta solo di un costrutto culturale.

Non dobbiamo dimostrare nulla a nessuno, il nostro unico compito è quello di prenderci cura del nostro benessere, essere felici e vivere in armonia con le persone intorno a noi.

Così come abbiamo bisogno di ossigeno per respirare, abbiamo bisogno degli altri per sopravvivere e stare bene.

Il nostro corpo, il nostro cuore e la nostra mente lo sanno benissimo, ma siamo noi a reprimere questi impulsi, a censurarli con le norme culturali imposte dal nostro contesto culturale a cui siamo stati esposti sin dalla nostra nascita.

La salute fisica e mentale non si raggiunge continuando a reprimere o a trascinarci dietro i bisogni ma, al contrario, curando le nostre esigenze. Prestiamo attenzione al nostro malessere, alle situazioni che ci mettono a disagio e che ci trasmettono sensazioni negative come frustrazione, stress, agitazione. Non aspettiamo di arrivare "a livello" per chiedere aiuto a qualcuno.

Rivolgersi ad uno psicologo, ad un medico, ad un amico, ad un genitore, ad un partner non è una vergogna, è la vera forza. È l'arma segreta della persona resiliente.

Non mi dilungherò sulle possibili terapie legate agli episodi o ai disturbi da stress o depressivi: sono innumerevoli e sarebbe fuorviante e fuori luogo. Quello che però non mi stancherò mai di ripetere, è che per diventare persone resilienti dobbiamo accettare e accogliere le nostre debolezze, ascoltare i nostri bisogni e chiedere aiuto quando sentiamo di averne bisogno.

Nessuno è invulnerabile. Vivere nell'illusione di esserlo ci porta inevitabilmente a spezzarci.

Esistono strumenti per sviluppare l'abitudine e la capacità di connettersi con il proprio corpo, i propri bisogni e i propri stati emotivi.

I più comuni ed efficaci sono la meditazione, lo yoga e il Tai Chi.

La meditazione in particolare ha effetti positivi sulla plasticità cerebrale, sui livelli di stress, sulla pressione sanguigna, etc.

Negli ultimi vent'anni la scienza si è interessata a questa pratica millenaria, studiando i monaci buddisti e le loro reazione fisiche e cognitive. Li hanno sottoposti ad ogni genere di studio, persino a risonanze magnetiche durante gli stati meditativi.

Da oltre duemila anni l'umanità conosce empiricamente i benefici della meditazione, ma grazie a queste ricerche è stato provato scientificamente che quando ci sediamo per meditare la parte del nostro cervello responsabile del benessere comincia a ricevere più sangue, la corteccia si fa più spessa e e ci consente di rimanere più a lungo in quello stato di rilassatezza e benessere.

È ormai dimostrato che la meditazione riduce la frustrazione, lo stress, il dolore e gli episodi depressivi, aumentando parallelamente le nostre capacità di accettazione, i nostri livelli di pazienza, di compassione e complessivamente il nostro grado di felicità.

Perciò, anche se può sembrare che rimanere seduti non faccia accadere nulla, in realtà i cambiamenti avvengono al livello neuro-chimico nel nostro cervello, aiutandoci a diventare più equilibrati, presenti e *plastici cerebralmente.*

Un esercizio davvero eccellente per sviluppare la nostra resilienza, non trovi?

La meditazione è una pratica che si affianca bene anche al concetto filosofico di stoicismo, che in ultima analisi, ruota anch'esso intorno all'idea di resilienza.

Una persona stoica, contrariamente a quello che si crede, non è una persona resistente, forte e solida come un tronco d'albero. Piuttosto è una persona capace di relativizzare, accogliere gli eventi della vita e focalizzarsi unicamente su ciò che può controllare. Lo stoico fa della saggezza e dell'equilibrio la sua arma più potente, non della forza bruta. Perché lo scopo ultimo, ancora una volta, non è dimostrare qualcosa a qualcuno, ma essere felici.

L'uomo libero è un uomo saggio, capace di raggiungere le virtù morali attraverso l'accettazione. Lo

stoicismo, come la resilienza, mira a
riconoscere l'esistenza delle nostre
emozioni, insegna a non reprimerle,
ad ascoltarle e a concentrarsi su ciò
che è in nostro potere fare per tornare
verso la vita dopo un evento
traumatico.

CONCLUSIONE

Siamo giunti alla conclusione di questo libro che ci ha insegnato l'importanza della resilienza.

Arrivati a questo punto avrai compreso quanto ogni aspetto sia strettamente interconnesso con gli altri. Come prendersi cura di sé significhi ascoltare i propri bisogni, come ascoltare i propri bisogni significhi saper chiedere aiuto e come questo sia inscindibilmente collegato ad una visione più ampia della nostra sfera personale e temporale.

Per diventare capaci di fronteggiare gli ostacoli che incontriamo lungo il nostro lungo cammino su questa Terra, e uscirne migliori, dobbiamo quindi imparare a rispettarci, a dare valore alla nostra persona come alle altre. Così, naturalmente, si svilupperà la nostra autostima e la nostra predisposizione a stare bene, e la nostra vita risulterà più agevole e più piena.

Lo sviluppo e la crescita personali sono una delle chiavi della resilienza. Comprendere che ogni esperienza è un tesoro e che da ogni caduta abbiamo qualcosa da apprendere è fondamentale per diventare persone migliori e nutrire il nostro circolo dell'autostima.

Esistono molti metodi e strumenti per allenare il muscolo della resilienza, ne abbiamo visti alcuni in questo libro: la creazione di abitudini positive, la meditazione, la gratitudine, lo sviluppo della propria intelligenza emotiva.

L'unico vero scopo della nostra vita è quello di trovare la pace interiore, l'appagamento dei sensi e la felicità, così da poterla condividere.La resilienza è tutto questo. E imparare a svilupparla cambierà la tua vita, ne sono certa.

Ti ringrazio per aver letto questo libro fino a qui, ma soprattutto ti ringrazio per aver dedicato del tempo a te stesso, alla ricerca del tuo benessere. Da questo primo passo può iniziare il tuo cammino verso la felicità.

Se ne hai voglia, e se questo libro ti ha aiutato/a o stimolato/a, ti sarei molto grata se potessi lasciare una recensione positiva su Amazon. Potrebbe essere il primo passo per introdurre la gratitudine nella tua routine quotidiana, grazie!

Per lasciare una recensione:

• Scannerizza con lo smartphone questo codice QR che ti porterà alla pagina delle recensioni di Amazon.

• Oppure ricopia questo link nella barra degli indirizzi del tuo browser: **amzn.to/2MX6iTv**

DELLA STESSA AUTRICE

CHIARA MARCHITELLI

INTELLIGENZA EMOTIVA

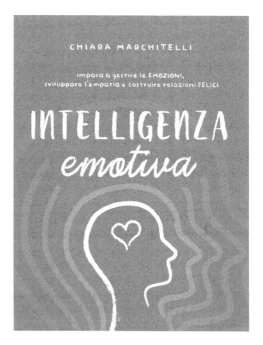

Impara a gestire le emozioni, sviluppare l'empatia e costruire relazioni felici

Chiara Marchitelli

ABITUDINI
POSITIVE

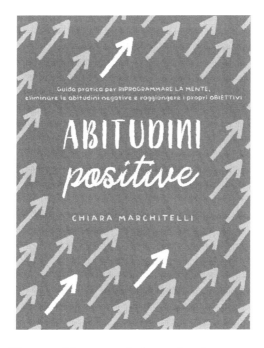

Una guida per rialzarsi, ritrovare l'autostima, combattere i pensieri negativi e trasformare la sofferenza in opportunità.

CHIARA MARCHITELLI

DIARI DEL
BENESSERE

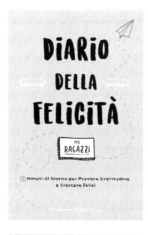

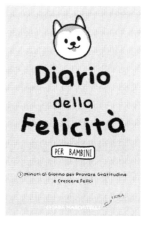

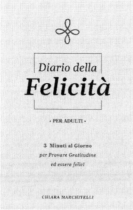

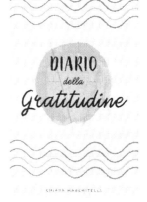